AF299520

DE LA POSITION DU MALADE

DANS LE

TRAITEMENT DU CROUP

PAR

M. LE Dʳ G. GUELPA

Secrétaire de la Société de Médecine et de Chirurgie pratiques
Membre de la Société de Thérapeutique
et de la Société Clinique des Praticiens de France
Membre correspondant de l'Académie de Médecine de Turin, etc., etc

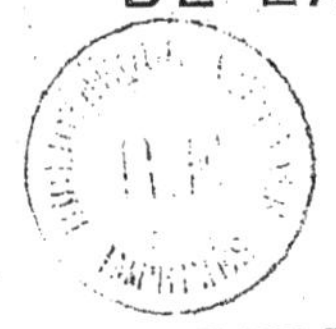

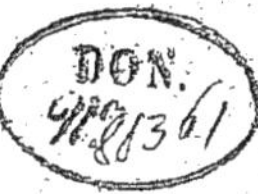

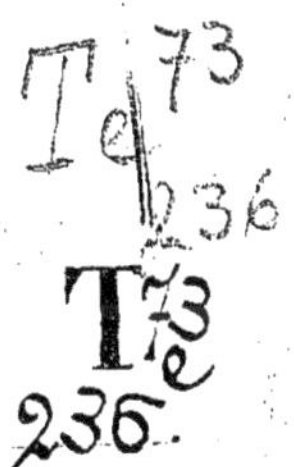

PARIS

79, BOULEVARD DE STRASBOURG, 79

(chez l'Auteur)

1894

TRAITEMENT DU CROUP

Dans le croup, lorsque nous n'avons pas le bonheur d'aboutir à la guérison, si la mort n'a pas lieu par l'effet de la suffocation, à peu d'exceptions près, elle est la conséquence de la broncho-pneumonie. Les recherches histologiques et bactériologiques nous disent que cette broncho-pneumonie est soit le fait de l'extension de proche en proche de la diphtérie laryngée, soit la manifestation inflammatoire provoquée par l'invasion des strepto ou pneumocoques.

Cette complication, presque fatale, dont la gravité dépasse même celle de la maladie initiale, m'a frappé particulièrement, et je me suis demandé s'il n'y avait à cela des causes spéciales que le médecin pourrait annuler ou atténuer. Il me paraît que quelques-unes au moins de ces causes existent, que nous pouvons saisir et dominer. En effet, en considérant bien le croup dans sa pathogénie et dans son évolution, nous constatons, en dehors d'autres, certains faits capitaux qui se prêtent à l'explication de cette inflammation consécutive si fréquente des bronches et des poumons. Ces faits sont : 1° d'abord la pullulation dans le larynx et dans la trachée de l'élément pathogène, qui par ses produits septiques exerce une espèce d'empoisonnement des fibres musculaires et des cils vibratiles en parésiant leur activité contractile ; 2° en deuxième lieu la suppression totale du mouvement ciliaire dans les parties de l'arbre aérien, où l'inflammation s'est déjà fortement établie. Car nous savons par l'histologie que là où il y a vive inflammation, là se produit la chute des cils vibratiles. De sorte que les mucosités qui à l'état physiologique sont repoussées en haut par un mouvement vibratoire constant et involontaire, ne peuvent plus être expulsées que par des efforts volontaires de toux sans cesse plus difficile et plus épuisante ; 3° Enfin la constriction progressive de la glotte, rendant de moins en moins facile l'expulsion de ces mucosités, vient à son tour en favoriser l'accumulation toujours plus grande au-dessous d'elle ; ce qui, outre la difficulté de l'accès de l'air, gêne de plus en plus le mouvement péristaltique musculo-ciliaire de la muqueuse. Il en résulte fatalement que cette colonne muco-liquide bactérifère, qui d'abord n'existe que dans la partie supérieure de la trachée, et qui est encore facilement expulsée, peu à peu se prolonge par en bas, et épuise la tonicité des bronches. L'hématose devient de plus en plus insuffisante, et la bactérie infectieuse, bacille de Klebs ou pneumocoque ou strepto-coque, pendant les efforts violents d'inspiration, transportée mécanique-ment avec les mucosités jusqu'aux dernières bronches, trouve dans ces tissus épuisés les conditions les plus favorables à son développement ; et la broncho-pneumonie est constituée.

Je ne crois pas que cette interprétation puisse être attaquée par des contestations bien sérieuses. Je ne veux pas dire pour cela, que je n'admette pas d'autres causes concomitantes ; mais je pense que celles que je signale sont certes les plus importantes et comme nous le verrons, les plus faciles à combattre. En étendant le champ de cette pensée, il est pos-sible que, à l'origine de toute pneumonie, la cause efficiente principale soit toujours la même, c'est-à-dire : l'inhibition passagère du mouvement péristaltique musculo-ciliaire normal, inhibition rendant possible consécu-tivement la migration jusqu'aux extrémités bronchiques des bactéries pa-thogènes, qui se trouvent dans la bouche et dans les premières parties de l'arbre aérien.

Cette conception de la pathogénie du processus broncho-pneumonique m'a suggéré l'indication des moyens capables d'opposer, avec chance de succès, une résistance à cette extension, malheureusement trop fréquente de l'inflammation croupale au tissu pulmonaire. Comme le fait capital, dans notre cas, est la difficulté de l'expulsion, et l'accumulation inévitable des mucosités dans l'arbre aérien, je crois possible de parer à cet incon-vénient en utilisant simplement les lois physiques. En effet, si nous met-tons le malade dans une position inclinée avec la tête en bas, par le fait de la pesanteur, les mucosités auront une tendance naturelle à s'éliminer par le point déclive, et jamais elles ne pourront s'accumuler précisément comme cela a lieu dans les affections des extrémités, où la position du membre lésé joue un rôle si important dans le traitement surtout au point de vue de la rapidité de la guérison. Si un effort volontaire du malade est nécessaire pour l'expulsion de celles qui sont plus adhérentes, cet effort sera grandement diminué, parce que la tonicité des fibres lisses et des striées ne sera pas épuisée. Cette condition favorable sera encore de beaucoup augmentée si nous avons le soin de diluer les mucosités et de laver souvent la région.

A première vue on pourrait croire que cette indication séduisante peut-être en théorie, n'est pas réalisable dans la pratique. C'est en effet la crainte que j'aie eue tout d'abord. J'ai pensé que probablement le malade ne pourrait pas rester sans inconvénient des heures, des journées avec la tête plus basse que le reste du corps.

L'observation que je vais vous exposer donne un démenti à mes craintes, et devient un argument de valeur, à l'appui de la conception que j'ai émise de la pathogénie de l'inflammation du poumon dans l'évolution du croup.

Il y a deux mois, 27 septembre, on faisait appel pressant à mes soins pour l'enfant de M. L., 14 rue de Strasbourg. Dans cette famille l'aîné était mort du croup trois années avant. Vous comprenez donc l'anxiété et le désespoir des parents lorsqu'ils eurent constaté le timbre rauque de la voix et de la toux de leur troisième enfant, âgé seulement de deux ans. Malade depuis plusieurs jours, il avait des plaques diphtériques à la gorge, de légers ganglions rétro-maxilaires, et la voix et la toux avaient le caractère typique du croup bien établi. Tel du reste était le diagnostic du médecin traitant, M. le Dr Encausse, qui avait déjà noté dès le jour précédent, l'extension de la diphtérie au larynx. L'état général était bon. L'affection croupale prenait une marche rapide. En effet le malade vu pour la première fois à onze heures présentait alors des signes de tirage ; et ce signe se manifestait déjà sus et sous-sternal, à 5 heures du soir avec une intensité inquiétante. D'un commun accord, mon confrère et moi nous avons décidé de procéder immédiatement à la trachéotomie, qui fut faite sans accidents. L'opération terminée, et après avoir placé la canule, nous avons pratiqué par elle une irrigation abondante de la trachée avec une solution chaude (40°) de perchlorure de fer à 1 par 2 mille, l'enfant étant renversé avec la tête en bas. Ces manœuvres furent supportées très aisément, et M. le Dr Encausse a bien voulu se dévouer à les répéter lui-même pendant la nuit et pendant la journée suivante presque toutes les heures. En même temps que la trachée, on lavait aussi abondamment les fosses nasales et la bouche. Comme d'habitude, après la trachéotomie, je fis administrer au petit malade 25 centigrammes de chlorhydrate de quinine et des boissons chaudes alcoolisées. De plus, je conseillai de donner, dès qu'il y aurait des accès de toux, des 1/2 cuillerées à café de sirop diacode, dans le but d'assoupir l'irritation de la muqueuse bronchiale. Malgré l'avis contraire de M. le Dr Jules Simon, je crois que les opiacés, très prudemment administrés, peuvent être très utiles ; on a l'avantage, premièrement de diminuer les sécrétions et, en second lieu, d'insensibiliser partiellement la muqueuse, ce qui permet le calme relatif du malade et modère la réaction spasmodique au moment du lavage.

L'examen de la poitrine m'ayant prouvé que nul symptôme pathologique n'existait de ce côté, j'ai eu la pensée de tenter l'exécution du moyen qui me paraît utile pour obvier à l'extension de la maladie aux extrémités bronchiales. J'ai enlevé les oreillers du lit du malade, et ayant placé une chaise très haute au-dessous de l'extrémité opposée, j'ai relevé celle-ci de manière que le lit formât un plan incliné d'à peu près 30°. La position du malade, ainsi couché, en apparence gênante fut bien supportée et ne l'empêcha point de dormir tranquillement.

Le lendemain matin, la température était à 37°8, l'état général se conservait bon, et le malade prenait avec plaisir du lait et des grogs. Toute la journée et la nuit se passa dans les conditions les plus favorables. Mais le surlendemain de l'opération, j'étais peiné de constater quelques râles muqueux et du frottement pleural au tiers inférieur du poumon droit, et avec cela la température rectale était montée à 38°3. J'ai craint un moment que mon moyen préventif ne fût qu'un leurre de mon imagination. Pourtant, disposé à lutter, je cherchai les causes, qui, en dehors de l'extension de la diphtérie, auraient pu avoir occasionné ce changement défavorable chez mon petit malade. Et je me suis arrêté à l'idée que peut-être cette manifestation bronchique et pleurale nous venait des infections intestinales, comme nous l'ont si bien démontré les travaux remarquables de M. Sevestre, plutôt que du larynx. Cela était surtout probable, étant donné que la veille l'enfant n'avait pas eu d'évacuations alvines. Confiant dans cette pensée, je prescrivais immédiatement 25 centigrammes de calomel et trois heures plus tard un lavement pour accélérer l'action purgative. Trois selles abondantes et très fétides s'en suivirent. Je répétais la même dose de quinine que les jours précédents, et j'avais déjà la satisfaction de constater le soir même que la température anale n'était plus que de 38° et que les signes stéthoscopiques n'avaient pas augmenté.

Le lendemain, la température était tombée à 37°5, l'état général était très bon et l'oreille accusait une diminution très grande des symptômes thoraciques, qui, du reste, avaient complètement disparu deux jours plus tard. Le quatrième jour je commençais à laisser l'enfant sans canule pendant une demi-heure. Deux jours après je remplaçais la canule par un simple drain par lequel je pouvais continuer les irrigations et le dixième jour après la trachéotomie, l'enfant était complètement guéri, sans avoir présenté plus aucune manifestation faisant craindre l'insuccès.

Cette observation si simple par elle-même, ne laisse pas d'être très instructive. Elle nous prouve : 1° que les irrigations de la trachée, lorsque l'enfant est renversé la tête en bas, non seulement ne sont d'aucun danger, mais qu'elles sont bien supportées et qu'elles ne présentent aucune difficulté d'application : dans notre cas, c'était le père du petit malade et une domestique qui les pratiquaient; 2° que la position constante du malade avec la tête plus basse que le restant du corps, pour faciliter physiquement et constamment l'expulsion des mucosités bronchiales, est un moyen très pratique, sans inconvénient et à peu près à coup sûr d'une très grande valeur dans le traitement du croup à toute période de son évolution ; 3° comme corollaire des deux précédentes conclusions et du fait incontestable que les abondantes irrigations exercent une influence si heureuse contre les manifestations diphtériques du nez et de la gorge, je crois être conséquent en pratiquant ces mêmes irrigations contre la diphtérie du larynx et de la trachée, aujourd'hui que nous sommes certains de l'innocuité et de la facilité de leur exécution ; 4° enfin cette observation nous démontre que dans l'étiologie et le traitement des lésions thoraciques concomitantes ou tardives du croup, il ne faut pas toujours voir dans celle-ci une conséquence directe ou indirecte des infections des voies respiratoires supérieures, mais qu'il y a lieu de tenir compte de l'état de tous les organes, et surtout du fonctionnement du tube digestif. Notre cas prouve jusqu'à l'évidence que l'infection des bronches et de la plèvre était chez notre malade de source intestinale. Il a suffi, en effet, de diriger nos soins dans cette voie, pour que la complication redoutée s'arrêtât immédiatement, et disparût tout à fait dans l'espace de quelques jours sans aucun traitement local direct.

A propos du drainage de la trachée.

Dans une communication que je vous ai faite sur les irrigations dans le traitement du croup, je vous avais parlé de l'idée que j'avais de pratiquer le drainage de la trachée dans le but de pouvoir faire le lavage précoce des voies respiratoires dès que le croup est sûrement diagnostiqué.

Vous savez que j'avais fait appel à MM. les Drs Moizart et Sevestre, pour pouvoir réaliser dans leur service, cette conception thérapeutique, qui avait été étudiée d'abord avec beaucoup de soin sur le cadavre et sur les animaux, mais qu'ils n'ont pas jugé prudent d'accéder à ma demande. Je ne fus pas plus heureux auprès de M. le Dr Ollivier, à qui je fis le même appel.

M. le Dr Legendre, à qui je m'adressais dernièrement, après entente avec M. le Dr Legroux dont il faisait l'intérim, reconnaissant que ma proposition était logique, a bien voulu m'accorder d'en tenter l'application dans le service des diphtériques de l'Hôpital Trousseau, mais aux conditions suivantes : *chez un enfant de moins de deux ans, chez un de ceux qui, même par la trachéotomie n'échappent pas en général à la mort, et, par conséquent, chez lesquels on est moralement autorisé à essayer toute thérapeutique logique.*

J'aurais eu besoin que la première tentative me fût permise dans un cas présentant les meilleures conditions pour un résultat favorable. Mais faute de mieux, j'ai accepté.

Après plus d'un mois d'attente, pour avoir un cas dans les conditions précisées, j'ai eu la liberté d'agir sur un enfant de deux ans, qu'on avait apporté la veille à l'Hôpital pour une angine grave. Cet enfant venait d'une famille où six cas de diphtérie hypertoxique s'étaient déclarés. Un des malades était mort chez lui, deux âgés de 5 et 7 ans étaient morts en arrivant à l'Hôpital, et des deux autres jeunes filles de 12 et 14 ans, une seule a guéri dans le service. Elles étaient atteintes de diphtérie effrayante. Elles avaient des plaques diphtériques dans le nez, la gorge, sur plus de la moitié du palais, aux lèvres, il y avait un engorgement ganglionnaire énorme, et de l'albuminurie ; l'haleine était fétide, et la respiration ronflante n'était plus possible par la voix nasale. J'ai obtenu de la bienveillance de M. Legendre, à qui je dois beaucoup de gratitude, de pouvoir traiter ces malades par les injections dans l'amygdale de liqueur de Van Swieten et de solution d'acide phénique au centième.

Ce traitement était complété par les irrigations abondantes, et fut couronné de succès dans un des deux cas.

J'ai donné ces renseignements pour rendre compte de la gravité exceptionnelle du cas qui se présentait à moi. Mon petit malade avait déjà à son entrée un léger enrouement de la voix. La gorge était tapissée de fausses membranes épaisses et grisâtres, saignant très facilement ; les ganglions du cou étaient engorgés. Je me suis décidé à opérer quand même dans ces conditions, étant fatigué d'attendre depuis près de deux mois un cas moins défavorable et, étant donné surtout que le tour de service de M. Legroux aux diphtériques allait se terminer dans deux jours.

Après avoir pris les précautions antiseptiques nécessaires, j'ai enfoncé le trocart au niveau des 3° et 4° anneaux de la trachée dans le but de m'éloigner du larynx immédiatement au-dessous duquel les dimensions du canal trachéal sont plus étroites. J'ai eu le malheur de traverser un réseau sanguin très engorgé. Dès que j'ai retiré le poinçon, le sang s'est mis à jaillir par la canule qui est fendue en dessous comme si j'avais ouvert la radiale.

Dans ces conditions, ayant tenté inutilement de placer le drain, je me suis décidé immédiatement à recourir à la trachéotomie à laquelle nous étions préparés d'avance. Mais l'hémorragie était si abondante et le placement de la canule à trachéotomie fut si difficile que, lorsque j'y parvins, l'enfant était asphyxique et, malgré les soins les plus actifs, il expirait un quart d'heure après.

Je ne sais si quelqu'un de vous s'est trouvé dans une circonstance si grave. Ce que je puis vous affirmer, pour mon compte, c'est que j'en fus malade pendant deux jours. Et j'en souffris doublement parce que, avec ce résultat, je voyais combien j'avais compromis, retardé la réalisation de ma conception thérapeutique. Pourtant un enseignement pratique s'est dégagé de cet accident, que l'expérience d'aujourd'hui m'aurait fait éviter. Cet enseignement est : 1° que le lieu d'élection, pour la pénétration du trocart, doit être l'espace intercrico-trachéal, où la résistance du cerceau cartilagineux, la limite bien définie et bien saisissable du point désigné, et l'absence de vaisseaux rendent particulièrement facile l'opération; 2° que le drain qu'on doit introduire par la canule doit être assez résistant pour qu'il soit possible de le guider à volonté.

Je prévois bien qu'on se servira de cet échec pour affirmer que mon idée n'est qu'une utopie, et une utopie dangereuse. Mais je ne suis pas de ceux qui se laissent abattre longtemps par le découragement. J'ai la conviction, résultant non pas d'un emballement théorique, mais des expériences répétées sur les cadavres et sur les animaux, j'ai la conviction, dis-je, que ma pensée est juste. Et ce n'est pas le résultat malheureux d'une première tentative faite dans les plus déplorables conditions, qui me fera renoncer à tous mes efforts pour introduire dans la thérapeutique du croup une médication qui, quoiqu'on puisse supposer, est certainement pratique et très avantageuse.

L'échec de Bretonneau, lorsqu'il pratiqua sa première trachéotomie, retarda de cinq ans la réalisation de sa pensée, et l'approbation de ses contemporains. Sans avoir la fatuité d'établir une comparaison même approximative avec ce grand Maître de l'Art Médical , je suis certain qu'il ne se passera pas un laps de temps si long sans que le drainage et le lavage de la trachée deviennent le traitement ordinaire du croup au début, comme la trachéotomie et le lavage le seront du croup à une période plus avancée.

DU MÊME AUTEUR

De la Galvanocaustique en chirurgie.

Contribution à l'étude de la terpine et du terpinol.

Des injections hypodermiques de sels insolubles de mercure.

Contribution au traitement de la diphtérie.

Quelques considérations et propositions au sujet d'un cas de diphtérie.

Premières applications de ma méthode de traitement de la diphtérie, faites à l'hôpital Trousseau.

Manifestations d'hydrargyrisme simulant une éruption de variole.

La méthode Jacobelli ou le traitement direct des cavités.

Réflexions sur l'alimentation dans la diphtérie, à propos d'un cas d'angine diphtérique.

Du traitement de la diphtérie (lettre à M. Goldschmidt, de Strasbourg).

De la nécessité d'une langue scientifique internationale.

Recherches sur la pathogénie et le traitement du tétanos.

Trois cas de diphtérie dans la même famille, quelques déductions pathologiques et thérapeutiques.

Quelques idées sur le traitement de la diphtérie.

La fausse membrane de la diphtérie.

Relation de quarante-deux cas de diphtérie.

Du traitement par les injections d'extrait organique.

Éruption de variole ayant l'apparence de typhus exanthématique.

Les irrigations trachéales dans le traitement du croup.

Il crup, quale deve esserne la cura.

———

EN COURS DE PUBLICATION :

L'angine diphtérique.

9 782019 266875